NCP

北京科技大学能源与环境工程学院　环境暴露与健康研究中心
中国环境科学研究院　环境基准与风险评估国家重点实验室　编

环保相关从业人员

HUANBAO XIANGGUAN CONGYE RENYUAN

新型冠状病毒肺炎暴露风险防范手册

XINXING GUANZHUANG BINGDU FEIYAN BAOLU FENGXIAN FANGFAN SHOUCE

中国环境出版集团 · 北京

图书在版编目（CIP）数据

新型冠状病毒肺炎暴露风险防范手册．环保相关从业人员 / 北京科技大学能源与环境工程学院环境暴露与健康研究中心，中国环境科学研究院环境基准与风险评估国家重点实验室编．-- 北京：中国环境出版集团，2020.2

ISBN 978-7-5111-4307-5

Ⅰ．①新… Ⅱ．①北… ②中… Ⅲ．①日冕形病毒－病毒病－肺炎－预防（卫生）－手册 Ⅳ．① R563.101-62

中国版本图书馆 CIP 数据核字 (2020) 第 024220 号

出 版 人　武德凯
责任编辑　赵惠芬
责任校对　任　丽
装帧设计　彭　杉

出版发行　中国环境出版集团
（100062 北京市东城区广渠门内大街 16 号）
网　　址：http://www.cesp.com.cn
电子邮箱：bjgl@cesp.com.cn
联系电话：010-67112765（编辑管理部）
发行热线：010-67125803，010-67113405（传真）
印　　刷　北京中科印刷有限公司
经　　销　各地新华书店
版　　次　2020 年 2 月第 1 版
印　　次　2020 年 2 月第 1 次印刷
开　　本　880×1230 1/32
印　　张　2.5
字　　数　50 千字
定　　价　8.00 元

编写人员

编写单位

北京科技大学能源与环境工程学院 环境暴露与健康研究中心

中国环境科学研究院 环境基准与风险评估国家重点实验室

丛书主编

段小丽 赵晓丽

分册主编

郭 倩 徐翔宇 赵晓丽 段小丽

编写组成员（以姓氏笔画为序）

马 瑾 王 颖 王贝贝 邢 奕 李 赛 李子富

陈 星 金小伟 郑方圆 赵晓丽 段小丽 姜 楠

秦 宁 徐 建 徐翔宇 郭 倩 曹素珍 常 江

董春阳 谢牧星 霍守亮 穆云松

咨询专家

吴丰昌	院士 / 研究员	中国环境科学研究院
杨功焕	研究员	中国疾病预防控制中心
潘小川	教　授	北京大学医学部
白雪涛	研究员	中国疾病预防控制中心
徐东群	研究员	中国疾病预防控制中心
许　群	教　授	中国医学科学院基础医学研究所

前 言

2019 年 12 月，武汉市发生聚集性不明原因肺炎病例，随着疫情在全国范围内的发展和扩大，经全基因组测序确认为“新型冠状病毒”，世界卫生组织将其命名为“COVID-19”。人感染了新型冠状病毒后常见体征有：呼吸道症状（包括咳嗽、气促、呼吸困难）、消化道症状及全身症状（如乏力）。在较严重病例中，感染可导致肺炎、严重呼吸道感染、呼吸衰竭，甚至死亡。

新型冠状病毒肺炎疫情的快速传播引起了党中央和国务院高度重视，国家多部门出台举措合力防控新型冠状病毒肺炎。习近平总书记对新型冠状病毒肺炎疫情作出重要指示，强调要把人民群众的生命安全和身体健康放在第一位，坚决遏制疫情蔓延势头。面对返程高峰和疫情发展形势，当前进入了疫情防控的攻坚期和关键期，各行各业的人们积极响应，个人更应当从自我防护做起，共同打赢疫情防控阻击战。

暴露科学是环境与健康领域的新兴学科，主要研究人体暴露污染物的特征和有关理论方法学。随着当前非靶向分析技术和大数据等技术的发展，对环境暴露因素的监测已经从“管中窥豹式”发展成为“全景式”，暴露组学应运而生，关注人体从出生开始的整个生命周期中对化学性、物理性和生物性因素的暴露以及自身行为因素，可以更全面系统地了解人的环境暴露特征，有针对性地进行健康风险防控。

暴露组学也被认为是 21 世纪破解疾病之谜的主要切入点。北京科技大学环境暴露与健康研究中心紧密围绕“暴露科学和暴露组学”，以“减少暴露，改善健康”为宗旨，在暴露行为模式、暴露测量、环境健康风险评估与管理相关标准及政策等方面深入开展了前瞻性、系统性的研究工作。该中心负责人段小丽教授于“十二五”期间在环境保护部（现生态环境部）的支持之下，牵头组织开展了我国首次全国范围内大规模的“中国人群环境暴露行为模式研究”，编制了首套《中国人群暴露参数手册》（成人卷）（儿童卷 0 ～ 5 岁）（儿童卷 6 ～ 17 岁），主编了《暴露参数调查技术规范》（HJ 877—2017）、《暴露参数调查基本数据集》（HJ 968—2019）等国家标准，“区域环境污染人群暴露风险防控技术及其应用”技术成果获得 “2018 年国家科学技术进步奖二等奖”，为我国环境暴露评价和健康风险防范提供了重要的科技支撑。中国环境科学研究院环境基准与风险评估国家重点实验室是我国生态环境系统唯一的国家重点实验室，也是我国生态环境领域为数不多的重点实验室之一，于2011 年获科技部批准建设，2014 年通过验收。中国环境科学研究院环境基准与风险评估国家重点实验室紧密围绕国家生态文明建设和污染防治攻坚战的战略目标，面向国际科技前沿，在环境质量演变、环境基准和风险评估新理论、新技术以及管理支撑关键技术等方面开展创新研究，形成目标导向型的基础研究特色，为生态环境保护精准化管理和环境风险管控提供有力支撑。

北京科技大学环境暴露与健康研究中心、中国环境科学研究院环境基准与风险评估国家重点实验室联合，根据国务院应对新型冠状病毒肺炎疫情联防联控机制印发的《新型冠状病毒感染不同风险人群防护指南》，广泛搜集资料，经过深入的研究和悉心的整理，组织编写了《新型冠状病毒肺炎暴露风险防范手册》（以下简称《手册》）（系列），涉及环保相关从业人员、高等院校学生和教职工、特殊从业人员以及普通大众人群等。希望通过本《手册》能够提高不同从业人员对新型冠状病毒肺炎的认知，更有针对性地对不同的暴露行为予以指导，提高自我防护意识和防护水平。

生态环境部门在本次新型冠状病毒肺炎疫情防控过程中，积极贯彻落实习近平总书记重要指示精神和党中央、国务院决策部署，迄今为止，出台了一系列关于做好疫情防控工作的相关文件和通知，包括《关于做好新型冠状病毒感染的肺炎疫情防控中医疗机构辐射安全监管服务保障工作的通知》《应对新型冠状病毒感染肺炎疫情应急监测方案》《新型冠状病毒感染的肺炎疫情医疗废物应急处置管理与技术指南（试行）》等。积极参与疫情防控阻击战，全力支持医疗机构做好疫情防控相关工作。

在疫情防控期间，特别需要环保相关从业人员坚守岗位，环境监测人员、环保生态调查人员等为了更好地做好疫情相关环境因素的调查工作，甚至需要前往一线采样、调查，医疗废物及污水等的处理处置也需要专业人员的坚守。环保相关从业人员作为本次疫情的敏感人群，需要专门的个体防护手册，为他们的健康保驾护航。为了科学地指导环境保护从业人员认识和预防新型冠状病毒肺炎，提高自我防范意识和水平，在参考各类相关手册和通知的基础上，我们组织编写了《新型冠状病毒肺炎暴露风险防范手册 环保相关从业人员》，进一步细化了环保相关从业人员的暴露场景，提出了针对不同风险人群的个人防护措施，旨在避免感染，切实保障环保相关从业人员的健康。

本册根据环保相关从业人员的暴露场景进行分类，我们将环保相关从业人员按照不同的风险等级细分为十一大类人群，并提出了对应的防范措施。最后的附录属于基础知识部分，向大家介绍了新型冠状病毒肺炎的特征、传播途径、流行趋势等基本内容。该手册仅适用于环保相关从业人员的个体防护，不包括管理层面的相关建议。希望通过努力，能够更加有效地为环保相关从业人员提供防护指导，尽微薄之力为疫情防控阻击战作出贡献。

在《手册》的编写过程中，得到了国内多位专家的指导，包括来自中国环境科学研究院的吴丰昌院士、来自中国疾病预防控制中心的杨功焕研究员、来自中国疾病预防控制中心的白雪涛研究员、来自中国疾病预防控制中心的徐东群研究员、来自北京大学医学部的潘小川教授和来自中国医学科学院基础医学研究所的许群教授，插图绘制得到了廊坊蜂海科技有限公司的支持，在此表示衷心的感谢。

由于时间仓促，难免有错误和不足之处，敬请谅解和批评指正，如有问题，烦请与作者联系（jasmine@ustb.edu.cn）。

编写组

2020 年 2 月 3 日

目录

1

第一部分

环境监测采样人员

环境监测通过对反映环境质量的指标进行监视和测定，以确定环境污染状况和环境质量的高低，对于及时掌握污染状况，科学评估环境质量具有重要意义。而负责环境监测采样的专业人群在本次疫情期间，需要外出并可能前往一线。在不同地点进行监测采样的工作人员有不同的暴露风险，在一般区域进行环境监测采样的人员属于中等风险人群，在特殊区域进行环境监测采样的人员属于较高风险人群。不同风险的人群需要不同的防护措施，因此，我们特针对此类人员编制了个人防护的相关措施。

1. 环境监测采样人员工作前如何做好防护工作?

- 出发前需要随身携带口罩、手套、酒精棉片、酒精免洗洗手液；前往特殊区域进行采样监测的人员还需要准备护目镜、防护服、消毒液等防护用品，出发前应当监测体温并做好记录。
- 出发前，应当对需要监测和采样的仪器做好消毒擦拭工作，在准备工作期间，人员间隔应当在 1.5 米以上。
- 乘车前往任务地点前，要对车的扶手、座椅等容易触摸区域使用 75% 酒精擦拭消毒，建议乘车过程佩戴口罩，可能的情况下行车期间开窗通风。

2. 环境监测采样人员工作中如何做好防护工作?

- 在样品监测采集的全过程，一般区域的监测人员需要佩戴医用外科口罩、一次性橡胶手套。特殊区域必须佩戴符合 N95/KN95 及以上标准的颗粒物防护口罩，还应穿戴一次性乳胶手套、一次性工作帽、一次性鞋套、全面型呼吸防护器或正压式头套（若条件有限，可佩戴封闭式护目镜等）；口罩脏污、变形、损坏、有异味时需及时更换。

- 采样结束后，对仪器设备进行消毒。仪器设备在返回单位入库前须再进行二次消毒。
- 特殊区域样品采集结束后需要密封，使用酒精或紫外灯（紫外灯不能直接照射人）进行消毒，然后进行二次密封消毒后装运回实验室。
- 后续进行样品交接前，采样人员应做好全方位的消毒工作后，方可进入实验室，在交接过程中，交接双方距离应当保持 1.5 米以上，且均应当佩戴一次性橡胶手套、口罩，一般区域的样品交接佩戴医用外科口罩，特殊区域的样品交接时必须佩戴符合 N95/KN95 及以上标准的颗粒物防护口罩。

3. 环境监测采样人员工作后如何做好防护工作？

- 特殊区域监测完成后应立即进行手卫生，使用含氯消毒液或 75% 医用酒精对个人防护用品进行消毒。
- 消毒结束后，再次监测体温并做好记录。
- 监测采样人员在离开作业区的途中不要摘下口罩、手套以及其他防护用品，废弃的防护用品应当放置到用于集中收集的垃圾桶或垃圾袋内，进行集中处理。
- 从任务地点返回时应当更换新的口罩和手套等防护用品，返回家中后，立即取下口罩和手套，并将口罩和手套放入塑料袋内，喷洒 75% 的酒精消毒后，将塑料袋密封。随后，立即用有消毒功能的洗手液或肥皂和流水洗手（从特殊区域返回的人员应当全面洗澡）。

2

第二部分

环保生态调查人员

环保生态调查人员主要负责采集植物和动物的有关信息，特别是确有任务需要时，可能会前往疫情一线进行调查，为追根溯源本次疫情，开展野生动物保护与交易监管提供依据。在一般区域进行环保生态调查的人员属于中等风险人群，在特殊区域进行环保生态调查的人员属于较高风险人群。不同风险的人群需要不同的防护措施，因此，我们特针对此类人员编制了个人防护的相关措施。

4. 环保生态调查人员工作前如何做好防护工作？

- 在前往进行生态调查前，提前对调查仪器和工具进行消毒，并随身携带口罩、手套、酒精棉片、酒精免洗洗手液等用品；需要监测体温并做好记录。此外，前往特殊区域进行调查与信息监测的人员还需要准备护目镜、防护服、消毒液等防护用品。
- 乘车前往任务地点前，要对车的扶手、座椅等容易触摸区域使用 75% 酒精擦拭消毒，建议乘车过程佩戴口罩，可能的情况下行车期间开窗通风。

5. 环保生态调查人员工作中如何做好防护工作？

- 植物类样本调查时，需要全程佩戴医用外科口罩和橡胶手套，穿戴防水鞋套。在特殊区域进行调查时必须佩戴符合 N95/KN95 及以上标准的颗粒物防护口罩，穿戴防护服，佩戴护目镜等防护用品；口罩脏污、变形、损坏、有异味时需及时更换。

- 确有必要进行动物类样本调查时，要密切监测野生动物活动与作息情况，确定种群无疾病性死亡或病变等情况，确保养殖场全面卫生消杀，落实了卫生防疫措施。为了防止采样时动物的自身活动造成的伤害，食物残渣、排泄物以及散发的气溶胶的传播，需要在预防咬伤、擦伤的同时，全程佩戴符合 N95/KN95 及以上标准的颗粒物防护口罩和橡胶手套，穿戴可消毒的胶靴、防护服，佩戴护目镜等防护用品。

6. 环保生态调查人员工作后如何做好防护工作?

- 工作结束后，应当用 75% 的酒精对调查工具进行消毒和妥善保存，确保仪器干净卫生。
- 消毒结束后，应当再次监测体温并做好记录。
- 调查人员在离开作业区的途中不要摘下口罩、手套以及其他防护用品。废弃的防护用品应当放置到用于集中收集的垃圾桶或垃圾袋内，进行集中处理。
- 从任务地点返回时应当更换新的口罩和手套等防护用品，返回家中后，立即取下口罩和手套，并将口罩和手套放入塑料袋内，喷洒 75% 的酒精消毒后，将塑料袋密封。随后，立即用有消毒功能的洗手液或肥皂和流水洗手（从特殊区域返回的人员应当全面洗澡）。

3

第三部分

环境执法人员

环境执法对于保障疫情期间的空气质量，确保在疫情期间医疗垃圾的及时转运和安全储存，对于服务好疫情的防控工作具有重要的意义。在本次疫情期间，环境执法人员需要外出并可能前往一线，属于中等风险人群，因此，我们编制了针对此类人员的个人防护措施。

7. 环境执法人员现场执法工作前如何做好防护工作?

- 根据执法任务情况，没有明确规定且一般性的日常执法工作中，出发前应与对方做好联系，确保双方均派出体温正常且无感染人群进行对接，在出发前要做好体温监测并记录。此外，还需要随身携带口罩、手套、酒精棉片、酒精免洗洗手液等个人防护用品。
- 乘车前往任务地点前，要对车的扶手、座椅等容易触摸区域使用 75% 酒精擦拭消毒，建议乘车过程佩戴口罩，在乘车过程中尽量减少与同行人员交流，并避免肢体接触。

8. 环境执法人员现场执法工作中如何做好防护工作?

在与被检查企业接触的过程中，要全程佩戴手套和医用外科口罩。同时，检查过程中，与对方交流时，应当保持 1.5 米以上的距离，并避免双方的肢体接触；口罩脏污、变形、损坏、有异味时需及时更换。

9. 环境执法人员现场执法工作后如何做好防护工作？

- 工作结束后，应当再次监测体温并做好记录。
- 工作人员在离开作业区的途中不要摘下口罩、手套以及其他防护用品，一次性用品使用后，放置到用于集中收集的垃圾桶或垃圾袋内，进行集中处理。
- 从任务地点返回时应当更换新的口罩、手套等防护用品，返回家中后，立即取下口罩和手套，并将口罩和手套放入塑料袋内，喷洒 75% 的酒精消毒后，将塑料袋密封。随后，立即用有消毒功能的洗手液或肥皂和流水洗手。

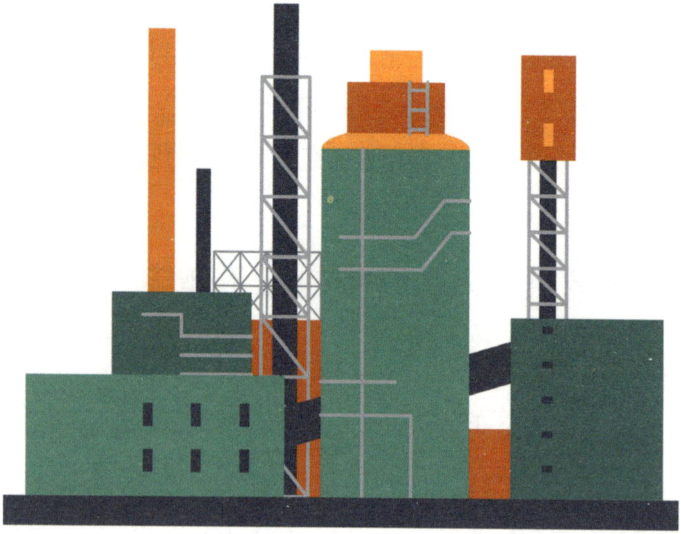

4

第四部分

垃圾收运人员

在疫情期间，生活社区会产生生活垃圾，医院会产生医疗垃圾。垃圾收运人员作为直接接触垃圾的群体，负责生活垃圾收运的人员属于中等风险人群，负责医疗垃圾收运的人员属于高风险人群。因此，非常有必要针对此类人群提出相关的防护措施。

10. 垃圾收运人员工作前如何做好个人防护？

- 在出门前先进行体温测量，体温测量正常后，身着统一的工作服。
- 在垃圾收运前需要对垃圾收运工具进行消毒，并准备好酒精、消毒液、口罩、手套等防护用品。

11. 垃圾收运人员工作中如何做好个人防护？

- 一般区域的生活垃圾：在垃圾收运的整个过程中，切忌摘除医用外科口罩、手套，切忌用手触碰眼、口、鼻等处，如有特殊情况，请先将手套摘除，再用消毒洗手液洗手后方可触碰；口罩脏污、变形、损坏、有异味时需及时更换。
- 特殊区域的生活垃圾：特殊区域的垃圾（生活垃圾）需要先消杀，再收运。在垃圾收运的整个过程中，切忌摘除口罩、手套，切忌用手触碰眼、口、鼻等处，如有特殊情况，请先将手套摘除，再用消毒洗手液洗手后方可触碰。
- 医疗垃圾：
  - ▲ 医疗废物运送人员在收运医疗废物时，应全程佩戴手套、医用防护口罩（该类口罩短缺时，可选用符合 N95/KN95 及以上标准颗粒物防护口罩替代），穿戴防护服，佩戴护目镜，检查医疗卫生机构是否按规定进行包装、标识，并盛装于周转箱内，不得打开包装袋取出医疗废物。

- ▲ 对包装破损、包装外表污染或未盛装于周转箱内的医疗废物，医疗废物运送人员应当要求医疗卫生机构重新包装、标识，并盛装于周转箱内。拒不按规定对医疗废物进行包装的，运送人员有权拒绝运送，并向当地生态环境部门报告。
- ▲ 在运送过程中，应当尽量避开人口密集区域和交通拥堵道路。
- ▲ 在医疗废物装卸时，尽可能采用机械作业，减少人工操作。

12. 垃圾收运人员工作后如何做好个人防护？

- ● 垃圾收运结束后，对个人防护用品采用含氯消毒液进行全面消毒处理。
- ● 作业完成后，对垃圾收集容器、收运车辆及装载工具冲洗、消杀（医疗废物运送专用车每次运送完毕，应在处置单位内对车厢内壁进行消毒，喷洒消毒液后密封至少 30 分钟）。
- ● 完成作业后，应当再次监测体温并做好记录。
- ● 一次性用品使用后，应当放置到用于集中收集的垃圾桶或垃圾袋内，进行集中处理。
- ● 返回后，立即取下口罩和手套，并将口罩和手套放入塑料袋内，喷洒 75% 的酒精消毒后，将塑料袋密封。随后，立即用有消毒功能的洗手液或肥皂和流水洗手（从特殊区域返回的人员应当全面洗澡）。

5

第五部分

垃圾处置人员

垃圾填埋场、垃圾焚烧厂等是生活垃圾终端处理处置单位，在保障城市基本运行中发挥重要作用，在新型冠状病毒疫情防控期间需要对大量的医疗垃圾、生活垃圾等进行处置或处理。垃圾的来源复杂且有存在病原微生物的可能，负责不同类型垃圾处置的人员处于不同的风险等级，负责一般区域垃圾处置的人员为中等风险人群，负责特殊区域垃圾处置的人员属于较高风险人群。为降低垃圾处置单位工作人员感染病毒的风险，提出以下防护措施以供参考。

一般区域垃圾处理 / 处置工作人员如何做好个人防护？

13. 垃圾处置人员工作前如何做好个人防护？

- 所有作业人员均需测量体温，确保体温正常，并做好记录。
- 工作人员如有登记、记录、抄写等工作内容时，要自备签字笔等书写工具，避免交叉使用办公用品。
- 工作地点准备好 75% 医用酒精、含氯消毒剂、擦拭干布、纸巾或喷洒壶等消毒用品。
- 进入工作区、作业区和开始工作后全程尽量不要将口罩、手套等防护用品摘下，不揉眼、不摸鼻、不触碰皮肤。

14. 垃圾处置人员工作中如何做好个人防护?

- 垃圾收运区域的工作人员做好送运人员的体温测量，并登记收运垃圾的来源类型等信息，交谈沟通时保持1.5米的安全距离。
- 垃圾填埋场区现场指挥和工作人员严格按照安全生产操作规程作业，佩戴医用外科口罩，穿戴防护眼镜、防护服、橡胶手套、防护鞋。作业过程中尽量不要脱下防护用品，并且要注意防护用品是否有损坏，若有破损及时更换有效的防护用具。焚烧处置操作人员要穿戴好防护口罩、手套、工作鞋、工作服等防护用具，严格按照操作规程作业;口罩脏污、变形、损坏、有异味时需及时更换。
- 作业区内使用过的工具、车辆、机械装置的操作台表面等区域，完成工作后要进行清洁消毒处理。

15. 垃圾处置人员工作后如何做好个人防护?

- 工作人员在离开作业区的途中不要摘下口罩和手套，进入更衣区或休息室后摘下口罩和手套放到指定位置，进行全面的消毒和身体清洗，建议独立清洗。
- 消毒清洁后要测量体温，并做好记录。
- 离开时要佩戴新的口罩和手套，直到回家或到达宿舍。

特殊区域垃圾处理／处置工作人员如何做好个人防护？

16. 生活垃圾处置工作人员如何做好个人防护？

- 处置包含来自集中隔离区的生活垃圾时，工作人员要注意提高卫生防护标准，作业准备时要佩戴好符合 N95/KN95 及以上标准的颗粒物防护口罩、护目镜、一次性橡胶手套、一次性医用防护服、防护鞋，作业过程中不脱下防护用品；口罩脏污、变形、损坏、有异味时需及时更换。
- 作业前后都做好体温测量和记录。
- 作业完成后将防护用品放入专门的收集处统一收集处理，进行全面的单独清洗消毒。

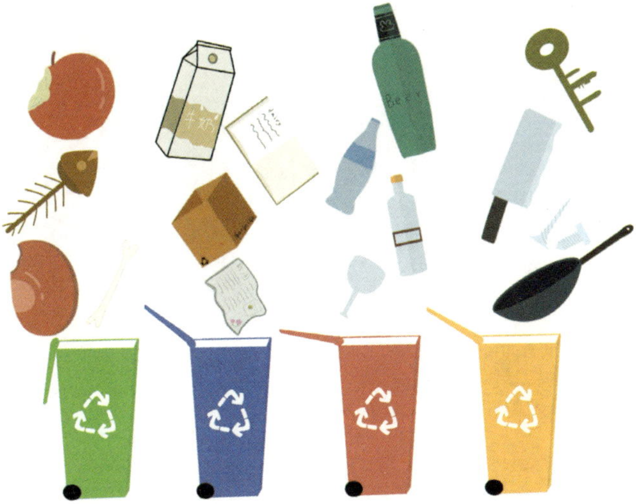

17. 医疗卫生废物处置工作人员如何做好个人防护?

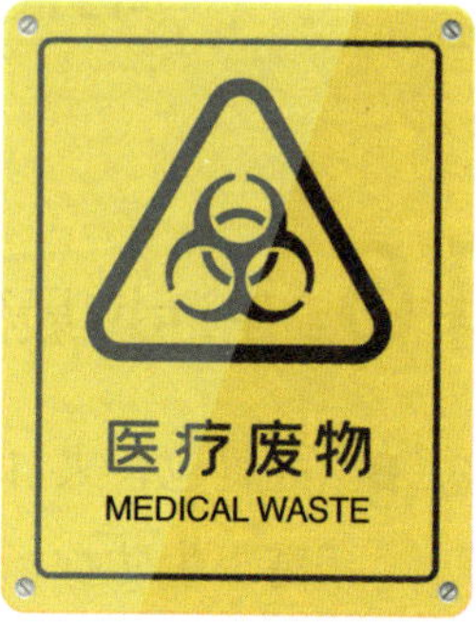

- 医疗废物处理工作人员应严格按照《医疗废物集中处置技术规范》“第六章 重大传染病疫情期间医疗废物处置特殊要求”执行。
- 工作人员必须穿工作服、隔离衣、防护靴、工作帽和医用防护口罩（医用防护口罩短缺时，可选用符合 N95/KN95 及以上标准颗粒物防护口罩替代），并佩戴护目镜。
- 运送或处置操作完成之后要立即洗手和消毒，从特殊区域返回的人员应当全面洗澡。
- 离开工作区前，工作人员必须对使用过的工具使用含氯消毒液进行消毒。

6

第六部分

污水处理人员

大部分污水处理厂都采用生物处理工艺，污水进入污水处理厂时通常不能进行灭菌消毒处理，因此污水处理厂工作人员会暴露于含有大量病原体污水的环境中。负责一般区域污水处理的人员为中等风险人群，负责特殊区域污水处理的人员属于较高风险人群。对于此类特殊人群，需要特定的防护措，以降低感染风险。

一般区域污水处理厂工作人员如何做好个人防护？

18. 污水处理人员工作前如何做好个人防护？

- 工作人员开始工作前要准备好医用外科口罩、丁腈等材质的防水手套、工作服、护目镜、安全帽等防护用品，做好体温测量和记录。
- 作业区及各处理单元的厂房、设备机房配备有消毒用品。
- 有需要记录登记内容的工作人员自备个人办公文具。

19. 污水处理人员工作中如何做好个人防护？

- 工作人员进入污水处理构筑物附近工作或巡视，特别是格栅、初沉池、调节池附近的初级处理单元工作时，要尽量减少在水池上方的停留时间。

- 使用工具检修、操作时要佩戴医用外科口罩、手套、护目镜，有必要时戴防护面罩，使用前后对工具进行清洁消毒；口罩脏污、变形、损坏、有异味时需及时更换。
- 当携带工具到污水处理的构筑物或设备间检修时，要妥善规划工具的放置，最好用防水布包裹工具包，避免被污水直接污染。
- 当需要检修的部位要求与污水直接接触时，建议工作人员可以内层佩戴丁腈手套，外层佩戴厚橡胶手套，检修结束后要立即洗手，对检修工具及其他防护用具进行消毒。
- 进入泵房、风机室等机房内时，要注意保持足够的通风。
- 作业结束之后尽量要进行全面清洁，及时更换被污染的外衣等。

20. 污水处理人员工作后如何做好个人防护?

- 工作完成后要测量体温，并做好记录，脱下防护用具后放到单独的收集位置。口罩等一次性防护用具收集后集中处理，重复使用的防护用品必须做消毒处理并风干后才可再次使用。
- 工作人员离厂前要做全面清洁，更换干净衣服才可离开，清洁时最好能做到单独清洁。
- 离开厂区的路上要佩戴好口罩、手套。

特殊区域污水处理厂工作人员工作中如何做好个人防护？

21. 特殊区域污水处理厂工作人员工作中如何做好个人防护？

- 处理特殊区域或有来自集中隔离点的污水的污水处理厂工作人员要提升自身的防护措施，佩戴符合 N95/KN95 及以上标准的颗粒物防护口罩、防水手套、防护靴、护目镜、面罩，必要时配备防护服、防水服等。
- 工作人员要避免与污水直接接触，到污水池、曝气池、机房附近作业时要佩戴防水手套、护目镜、面罩、安全帽，返回后立刻洗手，从特殊区域返回的人员应当全面洗澡。
- 充分利用和发挥在线监测设备，减少到污水池附近作业的时间。

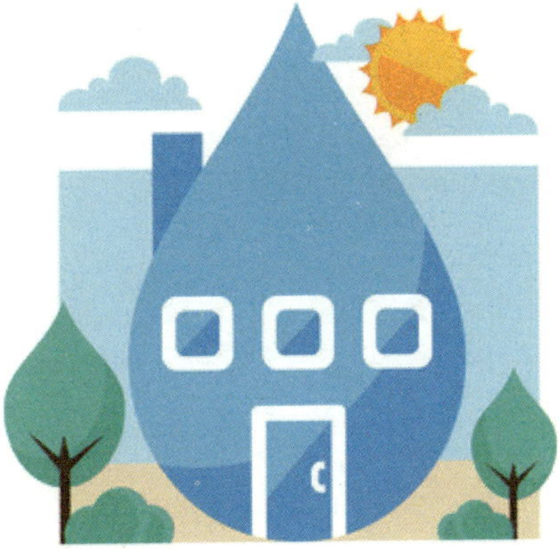

7

第七部分

实验人员

在此特殊时期，实验室人员除了要做好日常的实验防护外，还需要在仪器使用、样品接收、样品处理等方面多加注意。负责普通样品测试的实验室人员属于中等风险人群，负责来自特殊区域样品交接的实验人员属于较高风险人群，负责来自特殊区域样品测试的人员属于高风险人群。为了更好地防护此类人群，我们特别制定了相关的个人防护指南，希望能够在一定程度上降低实验室工作人员的感染风险。

22. 实验室工作人员在实验前如何做好个人防护？

实验室工作人员应合理安排仪器使用和实验进行的时间，避免实验室内人员过于密集、多人同时进行实验。条件允许的情况下，打开实验室的排风设备保持实验室内空气清新。

23. 实验室工作人员在实验中如何做好个人防护？

实验人员除了要做好常规的实验防护措施，佩戴一次性医用口罩或N95/KN95 口罩、头套、一次性塑胶手套并穿好防护服等措施外，还要注意实验室工具、仪器、实验台的消毒防护工作，实验室内准备消毒湿巾等消毒工具，在仪器使用前后对经常触摸的仪器表面进行消毒。

24. 实验室工作人员进行样品交接时如何做好个人防护？

- 实验室收到新的待测样品、药品、试剂时，接取时要佩戴医用外科口罩、头套、手套，并详细了解样品是否来自特殊区域，了解运输过程中样品的外包装有无被污染的可能。样品获得后，将需要去除的外包装妥善遗弃到普通或危险废物的垃圾桶中。

- 当实验人员接到来自疫情严重地区、医院附近、集中隔离点附近等特殊区域采集的环境样品时，双方距离最好保持 1.5 米以上，减少人员接触。应佩戴一次性橡胶手套、符合 N95/KN95 及以上标准的颗粒物防护口罩，还要使用消毒酒精或紫外灯对样品外包装进行消毒处理。

25. 实验室工作人员处理、测试样品时如何做好个人防护？

- 处理、测试来自特殊区域的样品时要佩戴一次性工作帽、全面型呼吸防护器或正压式头套（若条件有限，可佩戴封闭型护目镜）、医用防护口罩（该类口罩短缺时，可选用符合 N95/KN95 及以上标准颗粒物防护口罩替代）、防护服、一次性乳胶手套、一次性鞋套，严格执行手卫生。进行检测时，避免样品遗洒或泄漏，及时更换被样品污染的手套，避免污染其他仪器、设备或办公用品。
- 注意不与其他非实验人员共用清洗池，最好使用单独的清洗池清洁；注意公共用具（如洗手池表面、水龙头）的清洁和消毒。
- 实验室的垃圾和废物单独收集、单独处置，危险废物及时处理。
- 不同性质的实验室工作内容和工作条件不同，除了以上几点还要根据自身特点进行防护，减少非必要的人员流动和进出。

8

第八部分

科研人员

科研人员也是环保行业中重要的一类人群，除去实验和采样工作，他们还需进行一些日常的科研活动。在本次疫情防控工作中，部分科研人员也要及时分析数据，为疫情防控提供科学依据。科研人员属于较低风险人群，他们在从事科研活动中，也需要做好相关的防护措施。

26. 科研人员工作前如何做好个人防护？

出门前先进行体温测量，体温测量正常后，佩戴好一次性医用口罩、手套。

27. 科研人员工作中如何做好个人防护？

- 要对日常用到的电脑等设备进行消毒后使用，在科研工作中尽可能佩戴口罩。
- 科研过程尽量减少与同事的交谈，在工作时尽量保持一定的距离（1.5 米以上）。尽量避免开展面对面的科研会议，如必须时，需要做好通风，并全程佩戴口罩，详情参见“第十一部分　环保办公人员”。

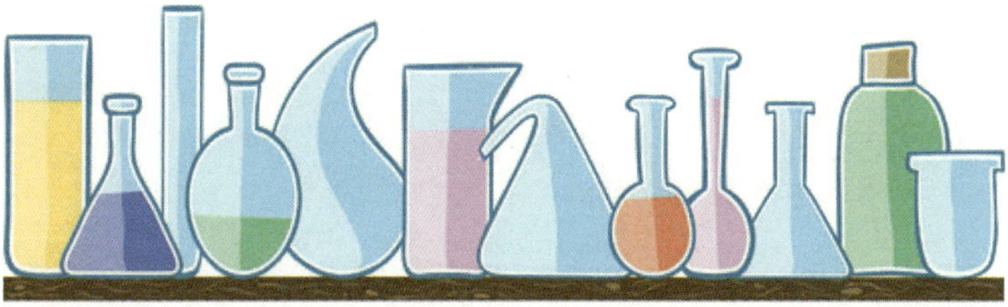

28. 科研人员工作后如何做好个人防护？

- 科研人员工作结束后，应当立即使用有消毒功能的洗手液洗手，并再次监测体温。
- 返回家中后，立即取下口罩和手套，并将口罩和手套放入塑料袋内，喷洒 75% 的酒精消毒后，将塑料袋密封。随后，立即用有消毒功能的洗手液或肥皂和流水洗手。

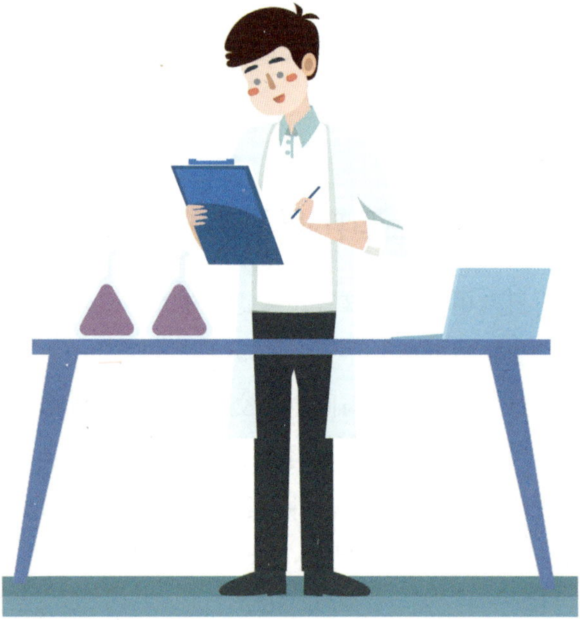

9

第九部分

消毒人员

消毒人员是抗击疫情的关键群体，疫情期间，消毒工作尤其重要，消毒人员每天暴露于不同场所，具有一定的感染风险。一般区域的消毒人员属于中等风险人群，特殊区域的消毒人员属于较高风险人群。他们需要切实可行的防护措施预防本次新型冠状病毒感染，保障生命健康。

29. 消毒人员工作前如何做好个人防护？

出门前先进行体温测量，体温测量正常后，身着统一的工作服，一般区域的工作人员需要准备好：医用外科口罩、橡胶手套、工作鞋等个人防护用具。特殊区域的工作人员需要准备好：符合 N95/KN95 及以上标准颗粒物防护口罩、橡胶手套、护目镜、工作鞋、一次性防护服，包括头套、鞋套。检查消毒的相关用具是否齐全，能否正常使用，如存在问题，应及时更换或维修。

30. 消毒人员工作中如何做好个人防护？

- 在整个消毒过程中要全程佩戴口罩、手套，穿好防护服。对于果皮箱、玻璃钢塑料垃圾桶、小型垃圾屋等垃圾收集容器，每天用水清洗，并用含氯消毒溶液消毒；口罩脏污、变形、损坏、有异味时需及时更换。
- 在公共厕所进行消毒时，每天要用的含氯消毒剂溶液对公厕全面喷洒消毒，或采用含氯消毒剂对公厕地面、蹲位、门把手、水阀等部位进行擦拭或湿拖，对清洁工具进行浸泡消毒。作业过程中为避免消毒水浓度过高导致眩晕，应当保持公共厕所内部的良好通风，保持排气。

- 在人群密集的场所工作时，应当错峰待人群分散后再进行消毒。
- 在消毒过程中，需要与工友保持最少 1.5 米以上的距离，在工作过程减少交流、切勿扎堆聚集。

31. 消毒人员工作后如何做好个人防护？

- 消毒人员在消毒结束后，要对消毒工具以及个人防护用品进行全面消毒处理。
- 完成作业后，应当再次监测体温并做好记录。
- 返回家中后，立即取下口罩和手套，并将口罩和手套放入塑料袋内，喷洒 75% 的酒精消毒后，将塑料袋密封。随后，立即用有消毒功能的洗手液或肥皂和流水洗手（从特殊区域返回的人员应当全面洗澡）。

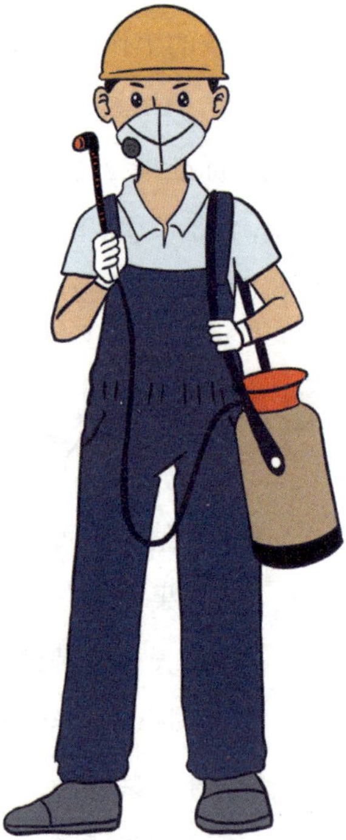

10

第十部分

环卫工人

环卫工人在抗击疫情的关键时刻，是做好“环卫防线”的基本，他们坚守在环卫岗位，维护着垃圾的清扫工作。一般区域的环卫工人属于中等风险人群，特殊区域的清扫保洁人员属于高风险人群，特殊区域的机扫保洁人员属于中等风险人群。他们需要切实可行的防护措施预防本次新型冠状病毒感染，保障生命健康。

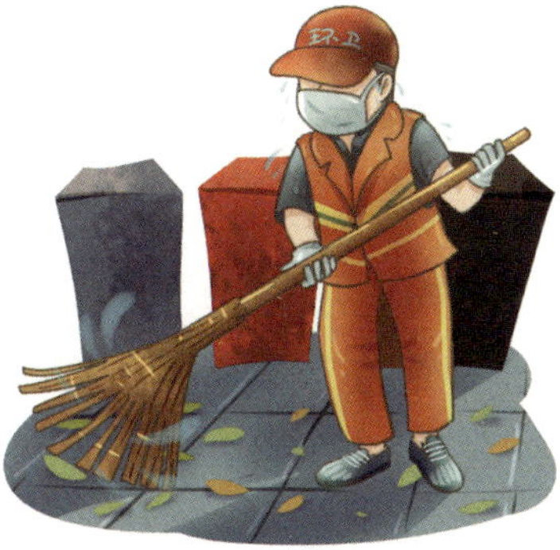

道路清扫保洁人员如何做好个人防护？

32. 清扫保洁前如何做好个人防护？

- 出门前先进行体温测量，体温测量正常后，身着统一的环卫工作服，佩戴胸牌以及反光安全标志，一般区域的工作人员需要准备好：医用外科口罩、手套、工作鞋等个人防护用具。特殊区域的工作人员需要准备好：医用防护口罩（该类口罩短缺时，可选用符 N95/KN95 及以上标准颗粒物防护口罩替代）、橡胶手套、护目镜、工作鞋及一次性防护服，包括头套、鞋套。
- 在前往作业区的路上，尽量不用手触碰眼、口、鼻等处。

33. 清扫保洁中如何做好个人防护?

- 在清扫保洁的整个过程中，切忌摘除口罩、手套，切忌用手触碰眼、口、鼻等处，如有特殊情况，请先将手套摘除，再用消毒洗手液或肥皂和流水洗手后方可触碰；口罩脏污、变形、损坏、有异味时需及时更换。
- 在道路清扫期间，如遇地面上的零星垃圾，特别是弃用口罩、手套等医疗垃圾，必须使用作业工具挟起后置于保洁车内，切忌徒手捡拾。
- 在人群密集的场所作业时，应当错峰待人群分散后再继续保洁。
- 在清扫保洁过程中，需要与工友保持最少 1.5 米以上的距离，在工作过程切勿交流，切勿扎堆聚集。
- 在公休点进行休息时，应当先进门再脱下手套和口罩，并及时洗手，避免与其他工友近距离接触和交谈。

34. 清扫保洁后如何做好个人防护?

- 保洁结束后，对清扫保洁工具进行全面消毒处理。
- 完成作业后，应当再次监测体温并做好记录。
- 返回家中后，立即取下口罩和手套，并将口罩和手套放入塑料袋内，喷洒 75% 的酒精消毒后，将塑料袋密封。随后，立即用有消毒功能的洗手液或肥皂和流水洗手（从特殊区域返回的人员应当全面洗澡）。

道路机扫保洁人员如何做好个人防护？

35. 机扫保洁前如何做好个人防护？

- 出门前先进行体温测量，体温测量正常后，身着统一的环卫工作服，准备好医用外科口罩、手套、工作鞋等个人防护用具。
- 在作业开始前，领取调度单和取车的整个过程，要全程保持佩戴口罩和手套，并与其他工友保持一定的距离。
- 正式作业前，要对保洁车的车门把手、车把手、车椅座位等容易触摸的地方进行消毒。

36. 机扫保洁中如何做好个人防护？

- 在机扫保洁的整个过程中，切忌摘除口罩、手套，切忌用手触碰眼、口、鼻等处，如有特殊情况，请先将手套摘除，再用消毒洗手液或肥皂和流水洗手后方可触碰；口罩脏污、变形、损坏、有异味时需及时更换。
- 机扫保洁过程中，需要与同车工友保持一定距离，在工作过程切勿交流，切勿扎堆聚集。

37. 机扫保洁后如何做好个人防护?

- 环卫工人在保洁结束后，对保洁车容易触碰的地方（如车把手、车座椅、车门把手等）进行全面消毒处理，并对整个环卫车进行清洗和消毒。
- 完成作业后，在填写相关资料时，应该使用个人专用文具进行填写，避免由于使用公共物品造成的交叉感染。
- 填写资料之后，应当再次监测体温并做好记录。
- 返回家中后，立即取下口罩和手套，并将口罩和手套放入塑料袋内，喷洒 75% 的酒精消毒后，将塑料袋密封。随后，立即用有消毒功能的洗手液或肥皂和流水洗手（从特殊区域返回的人员应当全面洗澡）。

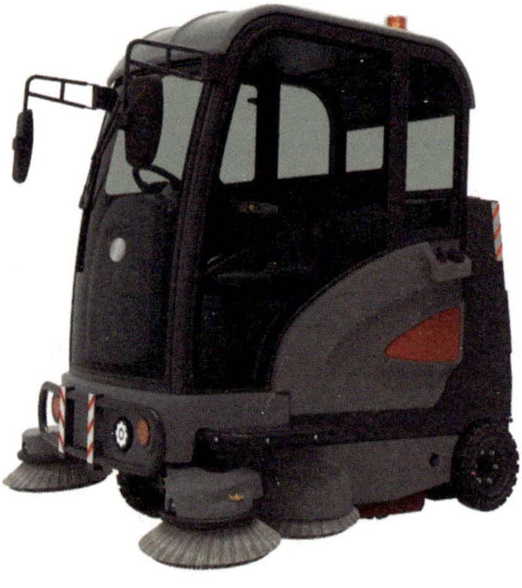

11

第十一部分

环保办公人员

环保办公人员需要在整个过程中，做好工作安排、协调等相关工作，统筹管理环保的各个环节，虽然无须外出，但是室内办公也有很多潜在感染风险。环保办公人员属于较低风险人群，我们特别针对这类人群，提出相关防护措施。

办公室

38. 进入办公场所时需要进行哪些准备？

每位抵达办公场所的人员应自觉配合工作人员接受体温检查，体温正常方可进入。

39. 在办公室工作如何做好通风措施？

- 有条件的情况下开窗通风，人数较少的办公室应每天通风 2～3 次，每次通风不少于 30 分钟，人员较多的办公室可适当延长开窗通风时间，但要注意办公室内的保暖，有条件的情况下建议增加通风的频次。
- 开窗时关门，对通风效果影响不大。工作期间办公室的门尽量保持关闭，并且要尽量减少门打开的时间，避免办公室门长期敞开。

40. 办公建筑无法开窗通风时应当如何处理？

我国大部分公共建筑的中央空调基本是风机盘管配新风系统的形式，借助中央空调系统增加通风前要先向物业或后勤等了解中央空调系统情况的部门确认空调通风系统的运行情况，做到心中有数。疫情期间，空调通风系统宜按全新风工况运行，防止回风带来的交叉污染。

41. 在办公室工作时需要佩戴口罩吗？

办公区人数较多且人与人之间未达到 1.5 米以上的安全防护距离的办公室，建议工作时佩戴口罩。办公室内佩戴一次性医用口罩即可，佩戴口罩前和摘下口罩后都要洗手。

42. 办公室人员交流时有什么注意事项？

未戴口罩的情况下，办公室内的人员谈话交流要保证 1.5 米以上的安全距离，减少个人办公用品（如笔、电话等）的交叉使用，尽量减少没有必要的走动。

43. 使用公共办公用品应该如何防护？

办公室内的打印机、传真机、饮水机等公共办公用品使用前后要洗手。办公室内的打印机、传真机、饮水机等公共设备附近配备单独的专用清洁用具，如 75% 的酒精、消毒棉片等，并定时消毒。

44. 接听公用电话时需要注意什么？

在接听电话前和接听后都需要对听筒和电话进行消毒，并戴好一次性医用口罩。

45. 办公文件的传阅和收发应当注意什么？

传递文件或物品的前后都要洗手，传递时都要佩戴口罩。对于负责收发文件或其他用品频繁的工作人员，应提前做好沟通，在集中的时间内有序敛收或发放，同时加强个人防护，建议佩戴一次性医用口罩和手套。

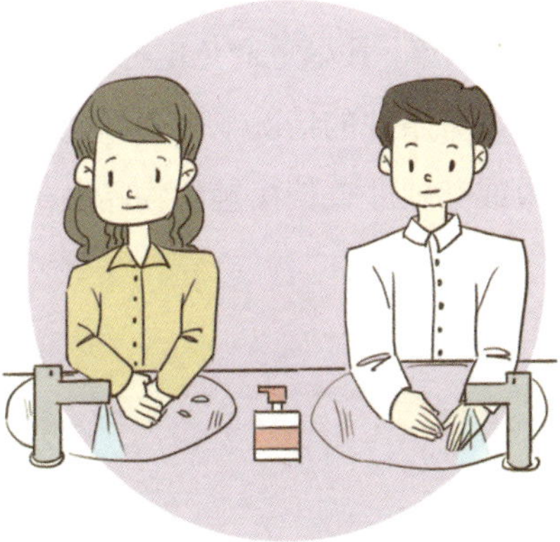

传递纸质文件前后均需洗手

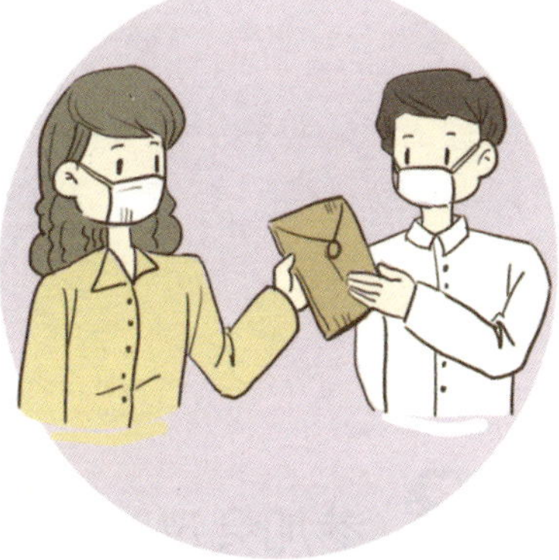

传阅文件时佩戴口罩

电梯间

46. 应当乘坐电梯还是选择走楼梯？

位于较低楼层工作的人员建议选择人流较少的步行梯；乘坐电梯必须佩戴一次性医用口罩，尽量选择人员较少的电梯乘坐。

47. 乘坐电梯时应该如何防护？

在乘坐电梯时，应当佩戴一次性医用口罩，且尽量避免电梯拥挤，使得电梯内空气流通。在按电梯按钮时，有条件的情况下应当佩戴一次性手套进行触碰，或使用一次性纸巾或其他非直接接触的物品触碰电梯按钮。

会议室

48. 参加会议时应当如何防护？

首先建议减少非必要的集中会议，采用线上会议的形式代替。

必须进行面对面会议时，会议时要保证通风，优先安排有外窗、空调系统相对独立、通风换气能力强的会议室。参会人员佩戴一次性医用口罩，进入会议室前要洗手消毒，建议携带自己的水杯和办公用具；开会期间人员间隔 1.5 米以上；控制会议时间，避免时间过长。会议结束后，人员有序离开，避免拥挤，场地、家具、茶具用品要分别进行消毒。

餐厅

49. 办公后就餐时应当注意什么？

就餐人员避免聚集用餐，建议自备餐食、餐具，分散用餐；在食堂就餐时，保持安全距离，避免相互交谈。

其他公共区域

50. 公共区域突然想打喷嚏或咳嗽怎么办？

打喷嚏或咳嗽时最好用纸巾或卫生纸掩盖住口鼻，不能无保护或者用手挡住口鼻；若身边没有纸巾可以使用，可以用手肘衣物掩住口鼻，避免飞沫大面积扩散。

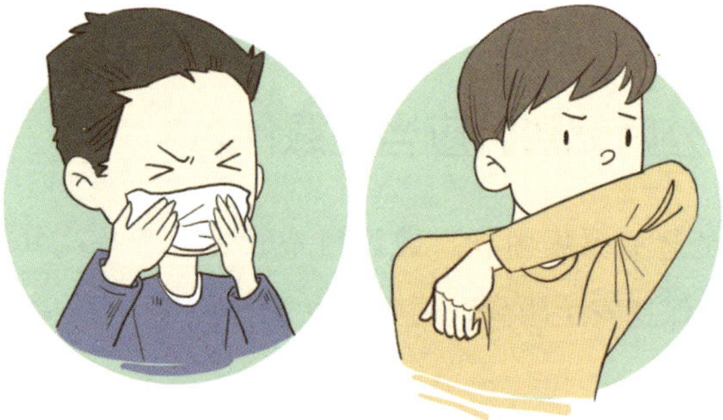

正确打喷嚏方法

附　录

基本知识

1. 什么是新型冠状病毒肺炎？

冠状病毒是一种在动物与人类之间传播的人畜共患病毒，在自然界中广泛存在。由于它们在电子显微镜下头戴“皇冠”，所以将其命名为冠状病毒。

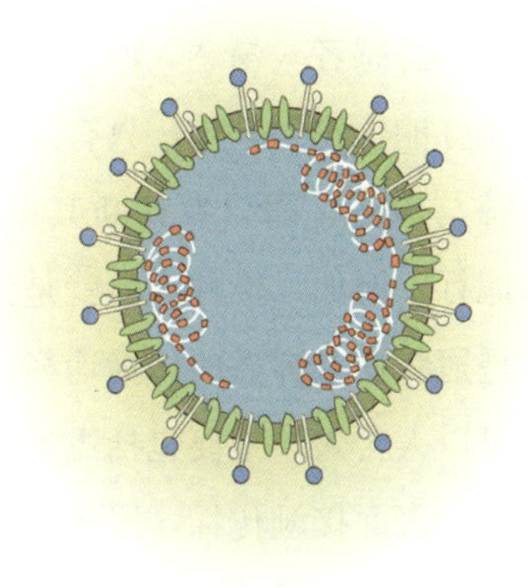

新型冠状病毒是以前从未在人体中发现的冠状病毒新毒株。世界卫生组织将此次中国武汉检出的病毒命名为“COVID-19”。2019 新型冠状病毒属于 β 属的新型冠状病毒，有包膜，颗粒呈圆形或椭圆形，常为多形性，直径为 60 ～ 140 纳米，其基因特征与严重急性呼吸综合征相关的冠状病毒（SARSr-CoV）和中东呼吸综合征相关冠状病毒（MERSr-CoV）有明显区别。

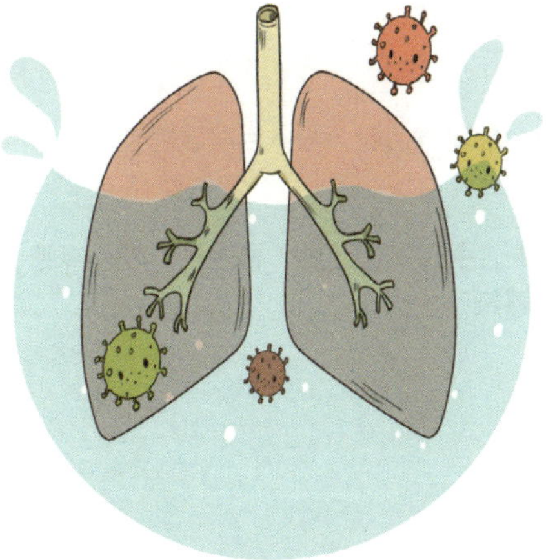

新型冠状病毒肺炎是指新型冠状病毒感染导致的肺炎。人感染了新型冠状病毒后，常见体征有呼吸道症状，包括咳嗽、气促、呼吸困难，还有消化道症状及全身症状（如乏力）。在较严重的病例中，感染可导致肺炎、严重呼吸道感染、呼吸衰竭，甚至死亡。

2. 新型冠状病毒肺炎的主要传播途径有哪些？

任何一种传染病的传播都必须满足三个环节，即传染源、传播途径、易感者（易感人群）。这三个环节是构成传染病在人群中发生和流行的生物学基础，只有这三个环节同时存在，传染病才可能造成传播与流行，而只要切断其中的任何一个环节，传染病就不能传播与流行。例如，接种疫苗就是为了保护易感人群，从而不得传染病。新型冠状病毒肺炎的传播途径，最初可能来源于野生动物，目前已发现可以人传人，主要包括飞沫传播（打喷嚏、咳嗽等）、气溶胶传播和物体表面接触传播（用接触过病毒的手挖鼻孔、揉眼睛等）三种，也存在粪口传播的风险。

表 1　新型冠状病毒肺炎的三种传播途径

传播途径	传播方式
飞沫传播	患者打喷嚏、咳嗽、说话的飞沫，乃至呼出的气体，近距离接触直接吸入可以导致感染
气溶胶传播	飞沫混合在空气中，形成气溶胶，吸入后导致感染
物体表面接触传播	飞沫沉积在物品表面，手接触污染后，再接触口腔、鼻腔、眼睛等黏膜，导致感染

3. 新型冠状病毒肺炎的主要早期症状有哪些？

新型冠状病毒肺炎一般症状有发热、乏力、干咳，逐渐出现呼吸困难；部分患者起病症状轻微，甚至可无明显发热。严重症状有急性呼吸窘迫综合征、脓毒症休克、难以纠正的代谢性酸中毒、凝血功能障碍。除了以上发病症状外，还有可能发病症状“不典型”，例如仅以消化系统症状为首发表现，如轻度乏力、精神差、恶心呕吐、腹泻；以神经系统症状为首发表现，如头痛；以心血管系统症状为首发表现，如心慌、胸闷等；以眼科症状为首发表现，如结膜炎；或仅有轻度四肢或腰背部肌肉酸痛等。

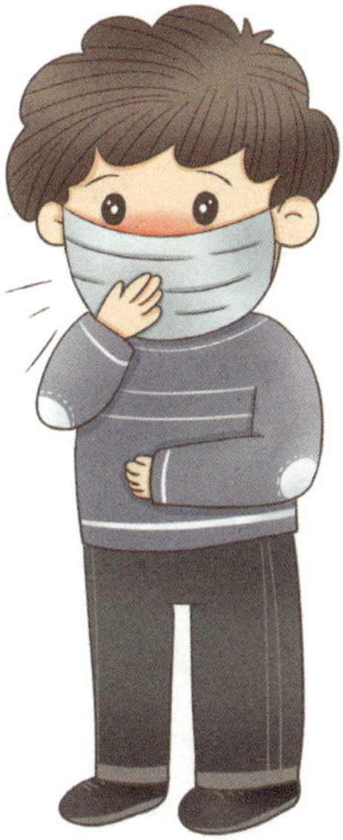

4. 如何区分普通感冒、流行性感冒与新型冠状病毒肺炎？

新型冠状病毒肺炎早期患者存在的头痛、鼻塞、打喷嚏、咳嗽等症状，普通感冒和流行性感冒也有，但它们之间其实是有明确区别的。表 2 从不同方面具体列举了三种病症的区别。

表 2　普通感冒、流行性感冒与新型冠状病毒肺炎的区别

	普通感冒	流行性感冒	新型冠状病毒肺炎
病原体	鼻病毒等多种病原体	流行性感冒病毒	新型冠状病毒（COVID-19）
一般症状	咽痛、喷嚏、流涕、鼻塞、咳嗽等	发热、头痛、肌痛和全身不适	以发热、乏力、干咳为主，少数患者伴有鼻塞、流涕、咳嗽
发热症状	一般无发热或只有低热	高热可达 39 ~ 41℃	部分患者仅表现为低热，重型、危重型患者病程中可为中低热，甚至无明显发热
全身症状	一般没有	全身肌肉酸痛	病情加重会有头痛、肌肉酸痛、关节酸痛，气促、呼吸困难、胸闷、结膜充血、恶心、呕吐、腹泻、腹痛
自愈情况	一般 5 ~ 7 天自愈	有自限性，但易引发肺炎等并发症	目前存在轻症病例和无症状感染者，多在 1 周后恢复
流行性	小规模传染，一般不流行	大范围流行	（1）发病前 14 天内有武汉市或其他有本地病例持续传播地区的旅行史或居住史；（2）发病前 14 天内曾接触过来自武汉市或其他有本地病例持续传播地区的发热或有呼吸道症状的患者；（3）存在聚集性发病或与已确诊病例、轻症病例和无症状感染者有流行病学关联
易感人群	各类人群普遍易感，全年皆可感染	老年人、儿童、慢性病患者	人群普遍易感，老年人及有基础疾病者感染后病情较重，儿童及婴幼儿也有发病

来自：腾讯网，https://new.qq.com/omn/20200201/20200201A0KV7Z00.html

5. 哪些人群是新型冠状病毒肺炎的敏感人群?

所有人群普遍对新型冠状病毒易感，但是否感染还取决于接触机会。老年人及有基础疾病者感染后病情较重。

6. 哪些人群属于新型冠状病毒肺炎的密切接触者?

- 与病例共同居住、学习、工作或其他有密切接触的人员。
- 诊疗、护理、探视病例时，未采取有效防护措施的医护人员、家属或其他与病例有类似近距离接触的人员。
- 病例同病室的其他患者及其陪护人员。
- 与病例乘坐同一交通工具并有近距离接触的人员。
- 现场调查人员，经评估认为符合条件的人员。

7. 怀疑自己或身边人感染了新型冠状病毒怎么办?

首先不要去人群密集的地方，戴上口罩，与家人保持距离，注意通风，注意个人卫生，到就近的定点救治医院发热门诊就诊。就诊时主动告诉医生接触过哪些人，配合医生开展流行病学调查。

如果怀疑身边的人感染了新型冠状病毒，首先要戴好口罩，与其保持一定距离，同时建议对方戴好口罩，到就近的定点救治医院发热门诊就诊。

8. 如何正确获取疫情信息？

通过国家或省（市、区）各级卫生健康委员会、疾病预防控制中心等政府和权威机构发布的信息，了解本次新型冠状病毒肺炎疫情、防控知识等相关信息。

减少对疫情信息的过度关注，减少不科学信息对自己的误导，不信谣、不传谣，对散播谣言的行为坚决抵制和纠正。

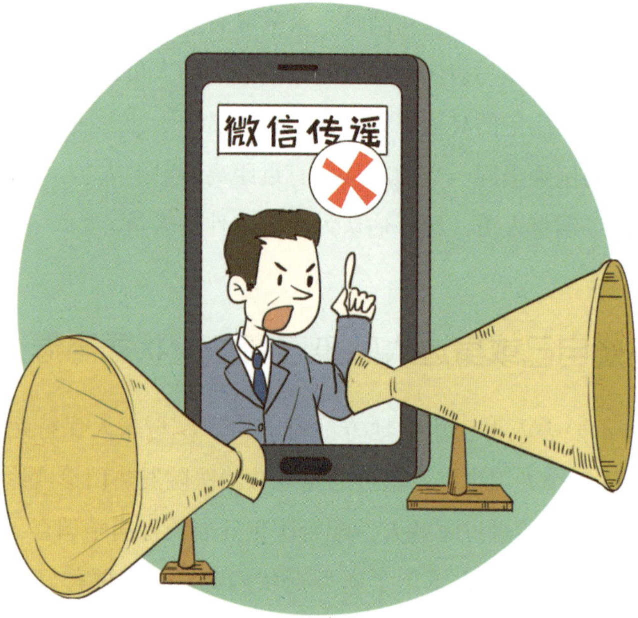

结 语

万众一心，没有翻不过的山；心手相牵，没有跨不过的坎。疫情就是命令，防控就是责任。疫情发生以来，党中央高度重视，始终把人民群众的生命安全和身体健康放在第一位，有关部门各司其职，军队积极支援地方疫情防控，各地区成立了党政挂帅的领导小组，广大医务人员无私奉献、英勇奋战，广大人民群众众志成城、团结奋战，打响了疫情防控的人民战争，打响了疫情防控的总体战，全国形成了全面动员、全面部署、全面加强疫情防控工作的局面。在党中央集中统一领导下，在各方面共同努力下，防控工作正有力开展。环保相关从业人员作为特殊群体，更应当重视个人防护，坚定必胜信念，更加团结，更加坚强，共克难关，共托希望，为夺取疫情防控胜利贡献力量，齐心协力打赢疫情防控阻击战！

参考文献

[1] 中国疾病预防控制中心，新型冠状病毒的肺炎公众防护指南 . 北京：人民卫生出版社 . 2020.

[2] 国家卫生健康委疾控局 . 不同人群预防新型冠状病毒感染口罩选择和使用技术指引 . 2020.

[3] 国家卫生健康委疾控局 . 预防新型冠状病毒感染的肺炎口罩使用指南 . 2020.

[4] 国家卫生健康委疾控局 . 新型冠状病毒感染不同风险人群防护指南 . 2020.

[5] 生态环境部 . 应对新型冠状病毒感染肺炎疫情应急监测方案 . 2020.

[6] 江苏省生态环境厅 . 应对新型冠状病毒感染的肺炎疫情生态环境现场监测防护工作要求（试行）. 2020.

[7] 北京市环境保护监测中心 . 应对新型冠状病毒感染的肺炎疫情生态环境监测防护工作指南 . 2020.

[8] 生态环境部 . 新型冠状病毒感染的肺炎疫情医疗废物应急处置管理与技术指南（试行）. 2020.

[9] 国家环境保护总局 . 医疗废物集中处置技术规范（试行）. 环发〔2003〕206 号文件 .

[10] 国家林业局 . 陆生野生动物疫源疫病监测规范（试行）. 2006.

[11] 厦门市市政园林局 . 厦门市环卫工人防控新型冠状病毒感染的肺炎知识手册 . 2020.
[12] 段小丽 . 暴露参数的研究方法及其在环境健康风险评估中的应用 . 北京：科学出版社，2011.
[13] 环境保护部 . 中国人群环境暴露行为模式研究（成人卷）. 北京：中国环境出版社，2013.

北京科技大学
环境暴露与健康研究中心

北京科技大学环境暴露与健康研究中心以“减少暴露，改善健康”为宗旨，长期致力于“环境污染人体暴露与健康风险评估”领域，在暴露行为模式、暴露测量和健康风险评估、“环境污染的健康效应”以及“环境基准、环境健康风险评估与管理相关标准及政策”等方面深入开展了前瞻性、系统性的研究工作。在环境保护部（现生态环境部）的支持之下，该中心负责人段小丽教授牵头组织开展我国首次全国范围内大规模的“中国人群环境暴露行为模式研究”，编制我国首套人群暴露参数手册，主编了《暴露参数调查技术规范》（HJ 877—2017）、《暴露参数调查基本数据集》（HJ 968—2019）等标准，相关技术成果“区域环境污染人群暴露风险防控技术及其应用”获得“2018 年国家科学技术进步奖二等奖”，为我国环境暴露评价和健康风险防范提供了重要的科技支撑。

中国环境科学研究院
环境基准与风险评估国家重点实验室

中国环境科学研究院环境基准与风险评估国家重点实验室是我国生态环境系统唯一的国家重点实验室，也是我国生态环境领域为数不多的重点实验室之一。重点实验室于 2011 年获科技部批准建设，2014 年通过验收，2015 年通过科技部组织的第一次综合评估。

实验室紧密围绕环境基准与风险评估领域研究的发展趋势，以国家战略目标和重大科技需求为导向，以提升原创性的基础和应用基础研究能力为目标，以建设具有国际影响的开放型环境基准与风险评估高层次优秀人才培养基地和具有国际影响力的创新团队为主要任务，从“区域/流域环境质量演变规律和分区理论”“环境基准”“环境风险评估理论与技术”三个方向开展基础、应用基础研究和基础性工作。

新形势下，实验室紧紧围绕国家生态文明建设和污染防治攻坚战的战略目标，面向国际科技前沿，在环境质量演变、环境基准和风险评估新理论、新技术，以及管理支撑关键技术等方面开展创新研究，充分发挥行业部门国家重点实验室的特点和优势，形成目标导向型的基础研究特色，为国家生态环境保护精准化管理和生态环境风险管控提供有力支撑。